EXPERIENCIAS PERSONALES

¿Como lo hice?

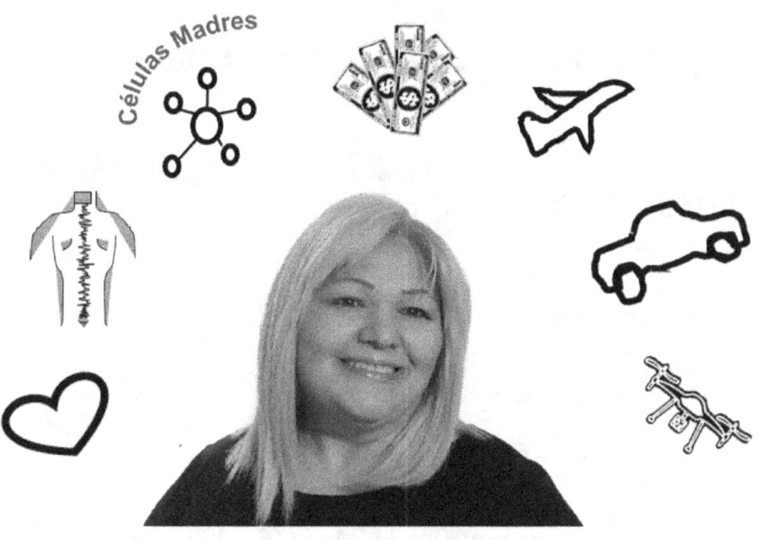

MARIANA OCHOA DIAZ

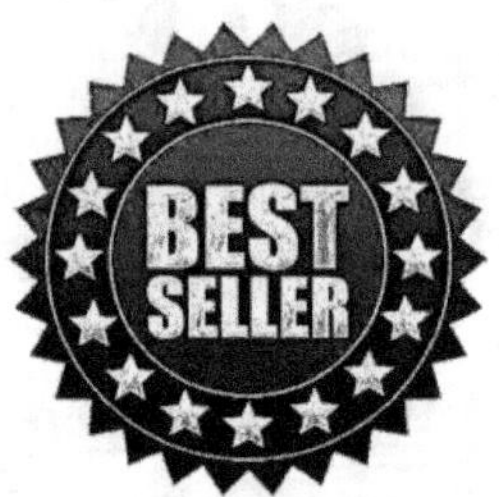

A pocas horas de haber hecho realidad la publicación de la presente obra en la librería más grande del mundo, Amazon, con muchas ilusiones puestas en ella y llevando como título:

EXPERIENCIAS PERSONALES
¿CÓMO LO HICE?

Logramos que este libro fuera catalogado como **"BEST SELLER"**, siendo el texto más vendido en las categorías de:

- Enfermedades Musculo Esqueléticas
- Tratamiento del Dolor
- Lecturas Cortas de 90 min, Acondicionamiento y dietas.
- Salud y Familia en español

Al día de hoy 04 de Mayo de 2022, fecha de publicación como libro físico, sigue manteniendo su status de **Best Seller**, lo cual hace de este relato, un verdadero éxito personal y familiar.

ISBN: 9798814562593

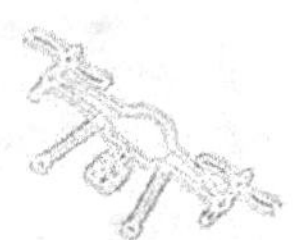

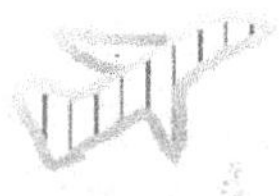

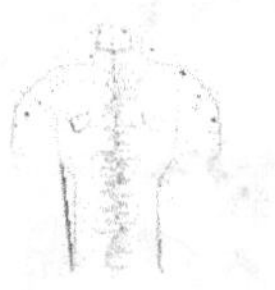

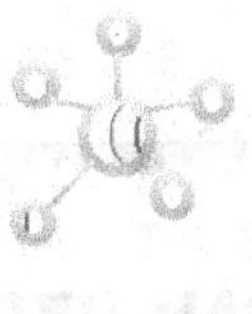

MARIANA OCHOA DIAZ

Dedicatoria

Quiero dedicar este libro principalmente a Dios porque siempre ha escuchado y respondido mis súplicas.

A mi madre Amparo, por todo su amor y dedicación, por haberme educado y enseñado la importancia de los valores y aunque ya no se encuentre físicamente a mi lado, siempre vive en mi mente y en mi corazón. A mi padre Udon, quien partió muy pronto, y sin embargo ya me enseñaba el valor de la palabra y la honestidad

A mis hijos Marioska, Mariana, Miguel, mi esposo Antonio y a mi nieto Juan Antonio, por ser la fuerza que me motiva.

A mis hermanos Omar, José, Udon, Leonor, María Eugenia, Marianela, a todos mis sobrinos, a mi prima Marce y a toda la gran familia por estar presentes compartiendo las alegrías y ante todo las adversidades.

A todos los amigos que con sus oraciones y buenas intenciones han estado presentes y que son como la familia que he encontrado en el camino.

Gracias infinitas.

Experiencias Personales ¿Como lo hice?

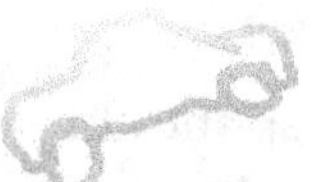

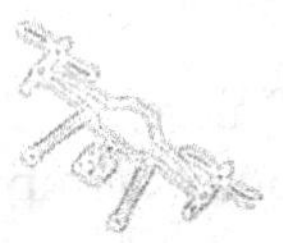

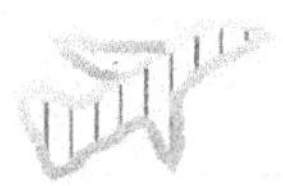

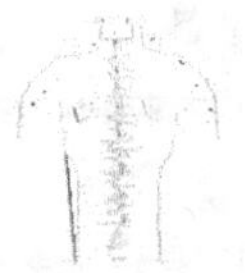

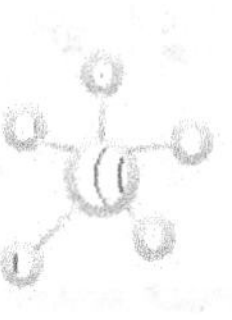

MARIANA OCHOA DIAZ

Sobre Este Libro

Desde hace varios años he querido contribuir de alguna manera en la creación de una escuela de arte, idiomas, deportes, ciencia y tecnología, donde también se fomentarán los valores, que son tan importantes retomar en estos tiempos, el programa está dirigido a niños de la edad preescolar hasta completar la educación media.

A lo largo de los años he visto con preocupación que a veces llegamos a la edad adulta sin encontrar aquello que verdaderamente nos satisface, considero que es necesario explorar a temprana edad, para encontrar lo que nos hace física y mentalmente felices.

Quiero agradecerte por adquirir este ejemplar, ya que parte de estos recursos serán destinados para este fin y una vez más poder hacer realidad un Sueño. ¡Gracias!

Mariana Ochoa Díaz

Enlaces de contacto con Mariana Ochoa Díaz

Experiencias Personales ¿Como lo hice?

 https://n9.cl/9wv2w

 centromarianas@gmail.com

 https://n9.cl/1q0jw

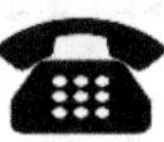 +56 9 4685 2548

Experiencias Personales ¿Como lo hice?

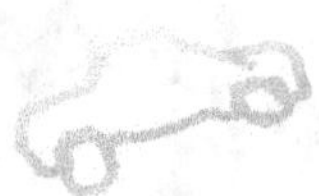

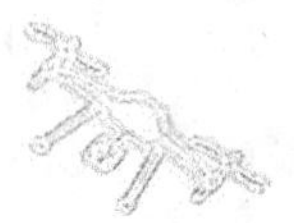

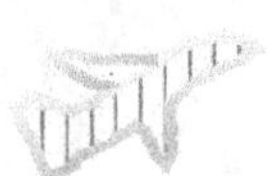

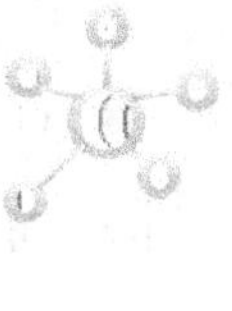

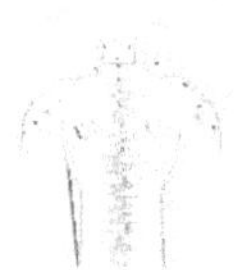

MARIANA OCHOA DIAZ

INDICE

EXPERIENCIAS PERSONALES

¿Como lo hice?

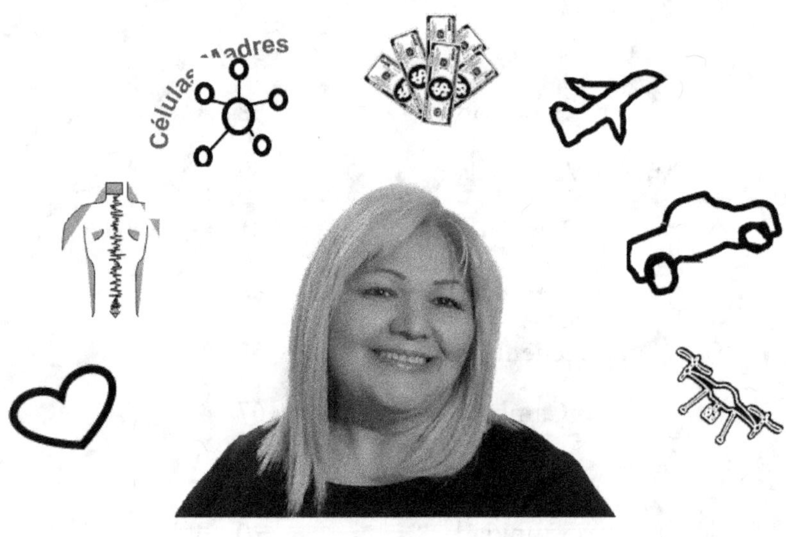

MARIANA OCHOA DIAZ

Infortunio...

Recuerdo la mañana del martes 29 de noviembre de 1977, yo contaba con 6 años de edad; cerca de las 8 de la mañana vestía unos pantalones color naranja y una franela beige con unos dibujos estampados. En mi mano tenía una pequeña muñeca con la que jugaba en el sofá de la sala.

Mi madre estaba ordenando los muebles, en ese momento llegó el tío Guillermo con rostro de dolor, y sus ojos llorosos, abrazó a mi madre y ella comenzó a llorar desconsolada. Al ver a mi madre llorando sentí angustia y me abalance sobre ella, aún no entendía lo que ocurría, le pregunté a mi mamá cuando llegaría mi papá, y ella solo me abrazaba fuertemente, estaba desconsolada.

Mi padre había muerto, recuerdo esa escena como si fuera ayer. Mi madre perdió a mi padre dos veces, ya que éste por ser indígena, tenía sus propias costumbres donde no cabía mi madre. Esa noche cuando llegó el cuerpo de mi padre a mi casa, a los pocos minutos llegaron otros parientes indígenas fuertemente armados para llevarse el cadáver a la fuerza.

El tío Guillermo tuvo que mediar para que no ocurriera otra desgracia, y le pidió a mi madre que cediera porque por las buenas o por las malas igual se lo llevarían. El día del entierro el tío tuvo que gestionar que abrieran el ataúd en el cementerio para que mi madre pudiera verlo por última vez y despedirse de su cuerpo. Recuerdo que yo estaba muy enfadada con Dios y le decía que yo siempre me había portado bien; preguntaba ¿Por qué se había llevado a mi padre? ¿Por qué me lo había quitado?

Pasaron muchos años para que el dolor inmenso de mi alma se apaciguara. Desde niña tuve la fortuna de viajar frecuentemente fuera de mi país con mi madre, y eso me nutría, porque conocía otras costumbres y culturas, esto me permitió desde muy niña conocer dos escenarios, uno humilde, sencillo y otro un tanto acomodado.

Sin embargo, aunque estaba rodeada del cariño y las atenciones de mi familia, estar fuera de casa, lejos de Venezuela, siempre me ha producido una gran tristeza, siento que me hace falta el aire, y sin querer brotan lágrimas de mis ojos; es un dolor indescriptible que atraviesa mi pecho.

Sueños...

Durante más de un año en mis sueños veía unas botas negras, muy bien lustradas, de un hombre; nunca vi su rostro, pero resultaron ser los zapatos de quien sería mi segundo y actual esposo. Desde que recuerdo, siempre he tenido sueños y muchos de ellos han sido premonitorios.

Frustración…

Desde muy joven, conocí el valor del trabajo; a los 16 años obtuve mi primer empleo; no por necesidad, sino porque así se presentaron las cosas. También me casé muy joven y me divorcié al poco tiempo; recién nació mi primera hija.

Cuando me despidieron de la empresa de seguros, porque no permití la "operación colchón" por parte del Gerente de la misma, me sentí muy decepcionada de lo ocurrido. Luego de eso me sobraron ofertas laborales en el campo de los seguros mercantiles y yo tenía los conocimientos necesarios para ser independiente en el área, pero me alejé y no quise saber nada más de ese mundo.

Al llegar a casa no le comenté a mi madre de lo ocurrido, contuve las ganas de llorar, así como lo hice mientras me notificaban del despido y sus absurdas causas, esa noche apenas pude dormir. Al día siguiente, mientras amamantaba a mi pequeña hija, muchos pensamientos se venían a mi cabeza, yo contemplaba su hermoso rostro, me perdía en la hermosura de sus ojos inocentes, los cuales me llenaban de fortaleza. Yo me decía que sería fuerte y saldríamos adelante, me arreglé como de costumbre, y sin que me vieran, tomé del diario la sección de ofertas de trabajo y salí de la casa.

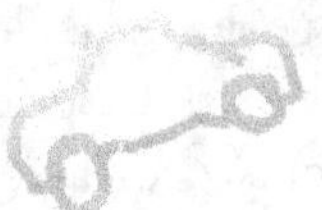

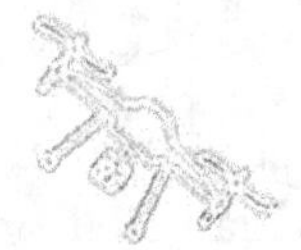

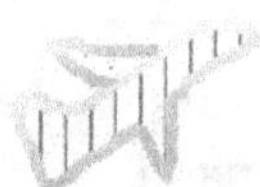

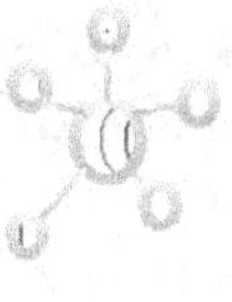

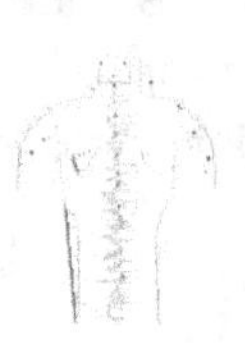

Encuentro...

En mi búsqueda, encontré una de esas ofertas laborales que ofrecen grandes sueldos "sin experiencia". Cuando llegué a la dirección de dicha oferta, éramos aproximadamente unas 60 personas llenando las planillas con los datos personales. Entramos al salón por grupos, ya que el espacio era insuficiente para la cantidad de personas que nos presentamos a la entrevista.

El caso es que nos dieron una charla de 45 minutos aproximadamente, lo cual no era atractivo para muchos. Durante esa charla, algunos se levantaban y se iban, los que quedamos, debíamos asistir a una capacitación por el resto de la semana.

Al siguiente día asistí a la capacitación, no porque me gustara la oferta laboral, sino porque no tenía a donde ir, me sentía decepcionada. Pasé dos largos días llorando, por aquella situación y me desahogaba fuera de casa, se me hacía absurda la explicación de mi jefe

inmediato, donde me reprochaba el por qué había rechazado repetidamente las invitaciones que me hacia el Gerente General de la empresa; sin importar que era una empleada competente, joven y con una muy buena formación en el área de los seguros mercantiles.

Así transcurrió la semana, poco a poco me fui calmando, seguí asistiendo a los entrenamientos y al terminar la semana quedamos tan solo tres personas. El empleo se trataba de vender cursos de inglés, donde las personas que lo adquirían, aprendían "durmiendo". Decían que el curso se basaba en una técnica que usaba el Ejército israelí y apoyados en una teoría de Sigmund Freud, donde durmiendo y por fijación repetitiva, se aprendía en poco tiempo.

Con el dinero de mi despido, pude mantenerme con tranquilidad. Pero había transcurrido casi cuatro semanas y no vendí ni un solo curso. Esa situación ya comenzaba a angustiarme, gastaba el dinero en transporte público y en algo que comía fuera de casa. Conforme pasaban los días, yo iba perfeccionando mi presentación y técnicas de ventas, puesto que yo nunca en mi vida había vendido alguna cosa.

Oportunidad…

Un día caminando en el centro comercial, abordé a un hombre para ofrecer el curso y este me dijo:

- Yo no puedo atenderte hoy, pero te invito a que almorcemos mañana en un restaurante chino y me explicas de que se trata. Acepté porque conocía ese lugar y me sentía segura.

Al día siguiente, me encontré con aquel desconocido en el lugar y hora acordada, y mientras esperábamos que nos sirvieran la comida, le fui hablando del curso y explicando de que trataba. Inmediatamente me dijo:

- No voy a comprarlo porque no me interesa, pero se de alguien al que sí podría interesarle-.

Este era muy costoso y solo se podía comprar con cheque o tarjeta de crédito. El hombre sacó una tarjeta de presentación, y escribió una nota para que me recibiera la persona a la que él se refería.

Al terminar de comer me fui a la dirección que anotó el caballero en la tarjeta; esa dirección era del Cuartel "El Libertador". La persona que me recibiría sería el 2do comandante de la unidad, este Oficial me atendió y me escuchó y al conocer el valor del curso, me dijo:

- Le enviaré por grupo a los subtenientes para que usted les explique y si estos lo desean, comprarán su curso-.

¡Y así fue!, ese día gané en comisiones más de lo que ganaba en un mes, además, ya no tenía que buscar clientes, los mismos oficiales me recomendaban entre sus compañeros de otras unidades, por lo que mantenía la agenda llena. La semana siguiente fui a otras unidades a presentar el curso a otros recomendados; igualmente seguía ofreciendo el curso a todo aquel que se me acercaba.

Señales...

Esa segunda semana, me topé con el segundo comandante de la Brigada, era un Coronel del Ejército con apariencia impecable, respetuoso y muy culto, le hablé del curso y de inmediato dio la orden para que elaboraran una credencial para mí, para que tuviese acceso y me recibieran en las diferentes unidades de toda mi región, ya que como hombre instruido, conocía de la importancia de hablar un segundo idioma, en este caso el inglés.

Me comentó que él trabajó en Israel como agregado militar, durante dos años y ya había oído hablar de ese método, el cual le parecía interesante. Casi finalizado el mes de junio fui a un cuartel en las afueras de mi ciudad, para hablar con el Comandante de la misma, quien reuniría a los Oficiales para luego proceder a darles la explicación de los cursos.

En este sitio, al que llegaba por primera vez, me hicieron esperar en una agradable sala que estaba al aire libre, se tardaron más de lo normal en recibirme. Mientras esperaba, aproveché para revisar y arreglar mi agenda de trabajo; de repente, comenzó a soplar la brisa muy fuerte que hizo que se cayera mi carpeta y algunos de los documentos que tenía dentro. Los recogí inmediatamente, y volví a sentarme sin mirar hacia los lados.

Unos minutos más tarde, vi pasar a mi lado a una persona, yo respondí su saludo, sin mirar su rostro; había algo diferente en sus zapatos, pero no seguí prestando mayor atención y continué ordenando mi agenda.

Al terminar, me puse de pie, tenía una sensación extraña, sorpresivamente volvió a soplar la brisa tan fuerte que la larga y acampanada falda de mi vestido se levantó. Yo me sentí abochornada y mire hacia los lados para ver si alguien me había visto. Solo divisé a unos

cuantos metros, en línea recta, a un esbelto uniformado
que caminaba hacia mí y medio sonreído me dijo:

- No vi nada, pero me alegro de que la brisa haya
conspirado a mi favor y por fin haya volteado a verme-.

Destino...

El caballero era muy simpático, se presentó, hablamos quizás por un par de minutos, y como él tenía que entrar a la oficina del Comandante, me hizo la antesala para yo entrar y se despidió. El Comandante me atendió y se hizo el proceso habitual, inscribí algunos de los oficiales para ya luego retirarme.

Al llegar a la salida del cuartel en la prevención, me advirtieron que ya era muy tarde y que mejor esperara allí, para ellos coordinarme un transporte que me llevara hasta la ciudad, que estaba a una hora con cuarenta y cinco minutos aproximadamente de distancia.

¡Oh! sorpresa, estaba de salida un vehículo militar; en la parte de adelante viajaba el conductor, un soldado y el mismo oficial que hacía unas pocas horas me había hecho la antesala, en la parte posterior del camión iban unos seis soldados.

El viento comenzó a soplar fuertemente de nuevo, y volví a tener esa sensación tan extraña como si antes había vivido fragmentos de aquella escena. El soldado se cambió para la parte posterior del vehículo, para yo ocupar el asiento de adelante.

Aún no me había percatado que estaba sentada y conversando con el hombre del que, en mis sueños solo veía sus zapatos. La conversación fue tan grata que el camino se hizo corto, me dejaron muy cerca de mi trabajo, y nos despedimos sin más, él tenía que hacer varias cosas en la ciudad.

Yo caminé hasta mi oficina para dejar los cheques y contratos que me habían firmado, para luego irme al instituto de idiomas a pagar la matricula donde yo estudiaba por la noche de manera convencional. Saliendo del instituto, pasó frente a mí, el mismo camión con el oficial y sus soldados. Él no me vio, pero ellos me reconocieron y levantaron sus manos para saludarme a lo lejos, yo tomé un taxi al mall, pues debía hacer unas compras para celebrar el primer cumpleaños de mi bebé. Al salir de la piñatería, nos tropezamos en la puerta y exclamamos…-¡Qué Casualidad!. Nos reímos y fue entonces cuando intercambiamos números de teléfono.

Como lo había mencionado, antes de conocer a mi segundo y actual esposo, durante más de un año él siempre aparecía en mis sueños, y aunque nunca vi su rostro, siempre veía sus botas y sus piernas, junto a un escenario muy particular. No es sino hasta ahora que me encuentro haciendo memoria y recordando detalles, me estoy dando cuenta de que lo conocí justo como en mis sueños.

Experiencia...

En enero de 1992, en cuestión de unos días había perdido rápidamente algunos kilos, ingresé al hospital con 51kg y ya tenía 4 semanas de embarazo. Durante mi estancia en el hospital, los médicos no encontraban como controlar el vómito, ya tenía 8 días ingresada y había perdido más de 20kg de mi peso corporal, esto me produjo una gran deshidratación, tanto así que mi piel se arrugó.

Perdí mucha o toda mi masa muscular y surgió lo peor, mi lengua se había ido hacia atrás, como si la hubiese tragado, sentía como me asfixiaba; en un instante dejé de respirar. No tenía signos vitales, había sufrido un paro respiratorio cerca de la 1am. Yo podía mirarme, observaba como los médicos y enfermeras corrían hacia mi cuerpo para auxiliarme.

Vi como un joven médico trataba de sacar mi lengua, pues ésta se había ido hacia atrás, lo que me causó la asfixia; mientras tanto los otros intentaban reanimarme. Yo no vi el túnel y tampoco vi alguna luz, por un momento dejé de escucharlos, creo que, por segundos, solo contemplaba la escena desde arriba hasta que regresé. Ocho meses más tarde nació una hermosa niña de 4 kg de peso y casi 54cm de estatura, a la que aún hoy día le llamamos "la beba".

El tiempo transcurría, y por razones del trabajo de mi esposo me mudé con mis dos hijas a un pueblo llamado Paraguaipoa, muy cerca de la frontera del Estado Zulia con Colombia. Allí viví por más de cuatro años todo tipo de experiencias.

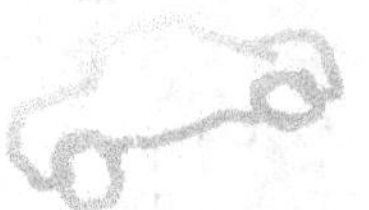

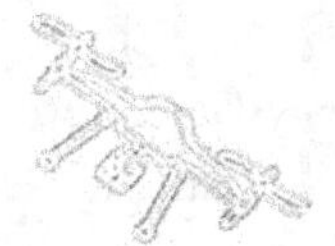

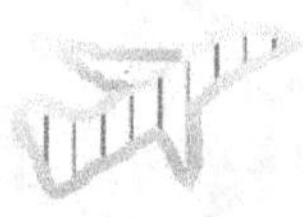

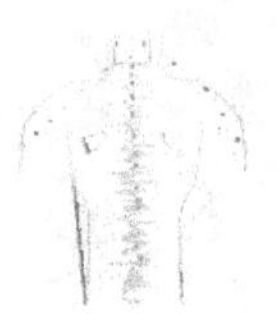

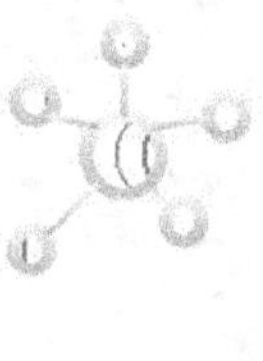

MARIANA OCHOA DIAZ

Revés...

Llegó 1994 y con ella una crisis bancaria, los banqueros se fueron con el dinero y junto con ellos también se perdieron nuestros ahorros. Dejamos de ser millonarios y la holgada vida que teníamos la perdimos; al cabo de unos meses logramos recuperar una pequeña fracción de ese dinero y con la venta de algunas cosas tuvimos que comenzar de nuevo.

Cambios...

En 1997 nos mudamos de nuevo, pero esta vez a Caracas, capital de Venezuela, tal cambio me produjo tanto miedo que tuve un acné severo a mis casi 27 años. Las cosas no salieron como esperábamos, y surgieron algunos problemas, así que decidí irme a casa de mi madre con mis dos hijas.

Estuve con ella y con mi hermano aproximadamente 14 meses, solo tenía dos opciones, echarme a morir o aprovechar el tiempo en algo que me agradara. Decidí ir al colegio de Fe y Alegría, ya que allí daban cursos de todo tipo a personas de todas las edades en horas de la tarde. Tenía la idea de que me inscribiría en un curso de computación, pero al llegar y recorrer las aulas de clases uno llamó mi atención, y fue el curso de peluquería.

Perseverancia...

Fue como amor a primera vista, pedí que por favor me aceptaran, ya que quería aprender ese oficio. La profesora me dio un no rotundo, al que no tomé en cuenta y seguí insistiendo. El director del curso habló con ella para que me diera la oportunidad, pero ella seguía negándose, alegando que no había espacio para una alumna más, pues ya tenía 7 semanas de haber iniciado el curso, en los que ninguna de sus alumnas había faltado a sus clases y que, además, yo jamás me pondría al día con lo aprendido, sumado a esto, ella no me prestaría sus guías.

Al día siguiente fui de nuevo y me ofrecí como voluntaria con mi cabello, para que lo cepillaran, cortaran o tinturaran, según las necesidades del momento.

Así un tercer día, yo insistía en que me permitiera quedarme, aunque sea de oyente, que si no había una silla para mí no importaba, yo me quedaría de pie atenta a sus clases, solo quería la oportunidad para aprender.

El cuarto día faltaron varias alumnas y yo seguía insistiendo, pedía una oportunidad, así terminó la semana. El siguiente lunes seguían sin regresar las alumnas que faltaron desde el miércoles anterior, mi largo cabello castaño que antes estaba más abajo de la cintura.

En unos pocos días ya estaba a mitad de la espalda y lo estaban preparando para una decoloración. La profesora al ver mi insistencia y que además había sillas disponibles, me llevó con el Director y con tono medio molesto, le dijo:

- Le voy a prestar mis guías, pero te hago responsable-.

- En una semana presenta exámenes teóricos y si no los aprueba que no siga insistiendo. Yo me sentía muy feliz, y al final de la clase me dio dos grandes y gruesas guías, con las portadas deterioradas y algunas hojas sueltas.

Esa noche al llegar a casa, fotocopié todo, a la mañana siguiente hice empastar tanto mis guías como las de la profesora y a la una de la tarde de ese mismo día llegué a la clase. Cuando la profesora vio sus guías renovadas, hermosamente empastadas, no lo podía creer, ella también estaba feliz.

Capacitación...

La siguiente semana, presenté mis exámenes teóricos y los aprobé; luego continué con las clases teóricas y prácticas. En cuanto a mi cabello, ya estaba por el cuello y había cambiado completamente mi color natural.

Transcurrían los días y yo me enamoraba cada vez más de aquel oficio. Destaqué en el grupo, fui la única pasante que recibió pago como profesional, recibía buenas propinas de clientas satisfechas; me sentía muy feliz, olvidaba los problemas e inclusive hasta que tenía marido.

En cuanto a mis hijas estaban felices, bien atendidas y cuidadas por mi madre y mi hermano. Los primeros días de mi curso no llamaba a mi marido para nada y este parece que empezó a preocuparse, siempre que él llamaba, nunca estaba en casa y mi mamá tenía prohibido decirle lo que yo estaba haciendo.

Durante la siguiente semana mi rutina era ir a la clase una hora y luego salía al salón de belleza, donde realizaba prácticas, hasta las siete de la noche, por lo que llegaba a la casa de mi madre cerca de las 8 pm.

Seguían transcurriendo los días y no sé cómo, pero un día laboral como cualquier otro, llegó mi marido a casa de mi madre, él también se sorprendió al verme, había cortado mi larga cabellera y ahora era rubia platinada...

Además del cambio en mi cabello, la felicitad por aquello en lo que me ocupaba, me hacía sentir viva, entusiasmada y con muy buena autoestima. Mi esposo y yo compartimos a ratos esos tres días, mis hijas se la pasaron bien con su papá y yo seguía en clases y prácticas. Creo que fui un poco indiferente con mi marido; él me pidió regresar a Caracas, pero yo me negué, aún faltaba un mes para culminar mi curso.

Experiencias Personales ¿Como lo hice?

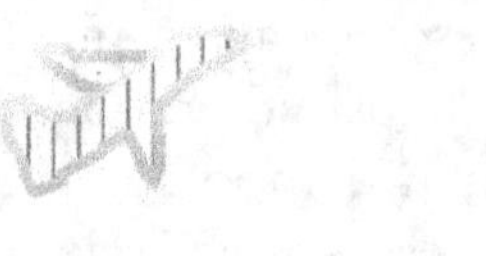

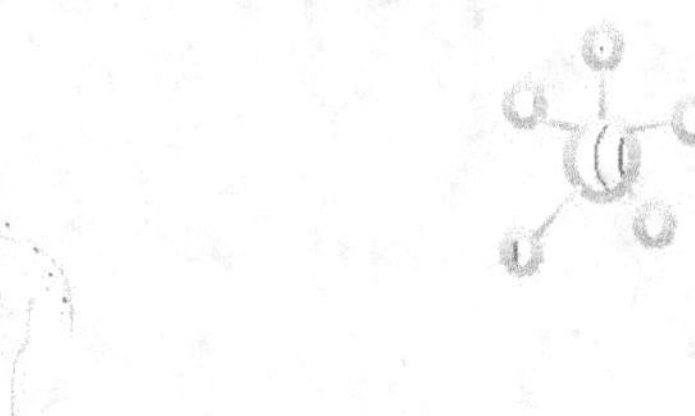

MARIANA OCHOA DIAZ

Irrupción...

1999, 12 de agosto, termina mi curso, y era la entrega de certificados y fiesta de despedida; mi marido no tuvo la delicadeza de cambiar su impecable uniforme y vestirse como un civil. Este llega de sorpresa a la fiesta para buscarme y la verdad es que sentí que invadió mi espacio. También mi pequeño grupo de compañeras, la profesora y parte de la directiva de la escuela se sorprendieron, y casi todos dejaron de tutearme para referirse a mi como "La Señora".

En cuestión de segundos surgió una distancia de clases sociales, que para mí fue muy incómoda y desagradable. En cuanto a mis compañeras, me alejaron como si no perteneciera al grupo. Al siguiente día y bajo fuertes medidas de presión por parte de mi marido y de mi madre, regresamos a la capital.

Mi esposo había ido a buscarnos, pero las niñas querían pasar más tiempo con su abuela y su tío, así que solo él y yo regresamos a Caracas, las niñas se quedarían un mes más ya que estaban de vacaciones escolares. Ese mes cambiamos de auto por un Ford Escort que cuando cruzaba a la derecha, se apagaba. Mis amigas entaconadas y bien vestidas empujaban el auto para que prendiera. Mi familia se burlaba, por el auto viejo y defectuoso que había adquirido.

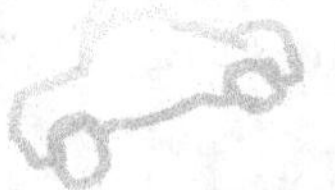

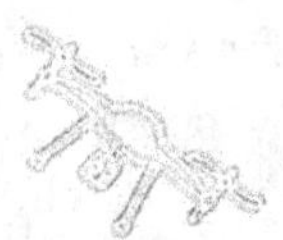

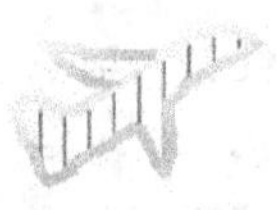

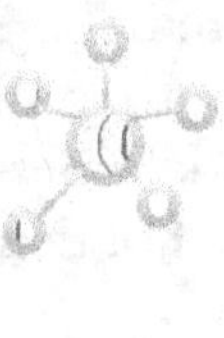

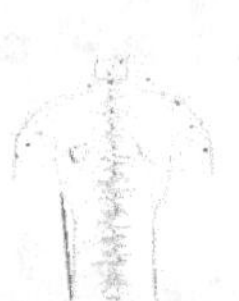

MARIANA OCHOA DIAZ

Amuleto...

En septiembre del mismo año regresé a visitar a mi madre y a buscar a las niñas en Maracaibo. Como siempre, me instalé en la que era mi habitación de soltera, que ahora ocupaba uno de mis hermanos, profesor de estudios sociales; me estaba sentando en la cama cuando dirijo la mirada hacia la mesa de la TV y veo un destello.

Era un llavero con una preciosa piedra de cuarzo rosa. Sin pensarlo la tomé y le pregunté a mi hermano, si me la podía quedar y el me respondió que ¡Sí!.

Le dije: -Es tan bonita!, es el llavero para mi auto nueeevo de paquete.

Yo solía bromear y le preguntaba a familiares y amigos con el llavero en mi mano: ¿Sabes lo qué es esto?

Les preguntaba con una gran sonrisa, ellos me respondían que no y yo casi cantando, les decía: -Este es el llavero para mi auto nueeevo de paquete. Y todos se reían de mi manera de decirlo.

Noviembre de 1999, un compañero de trabajo de mi esposo le dijo:

-Toma este cheque, ve a un concesionario y te compras un auto nuevo, me pagas cuando te paguen tus aguinaldos o para el próximo año -

Mi esposo no lo podía creer y menos de quien venía ese favor; y yo solo agradecía a Dios. Así fue como ese mismo mes, yo retiraba el auto nueeevo de paquete del concesionario, junto a mi madre, mi esposo y mis hijas, era un auto cero kilómetros año 2000. ¡Las palabras y la emoción de lo dicho, tienen poder!...

Experiencias Personales ¿Como lo hice?

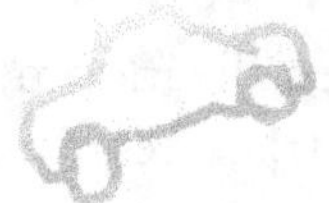

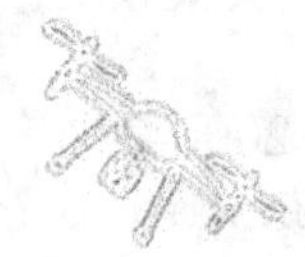

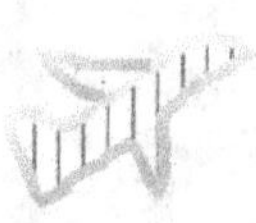

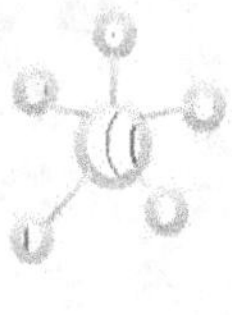

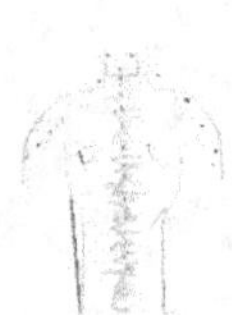

MARIANA OCHOA DIAZ

Deseos...

2000-2001 seguía estudiando y especializándome en químicos para el cabello, colorimetría, técnicas y maquillaje. Creaba hermosos colores para mis amigas y luego a clientes, hasta que un día comencé a bromear con algunas clientes, diciéndoles que me presentaría en la TV, me haría famosa, me iría a vivir a Europa y cuando regresara las seguiría atendiendo de igual modo.

10 de febrero de 2002, nace Miguel, mi tercer hijo y único varón, una felicidad para todos.

Angustias….

En abril de 2002, compartía con mis vecinas, amigas y clientes en la sala de mi casa, cada una de ellas esperaba su turno, mientras yo arreglaba sus cabellos, reíamos, conversábamos de moda, gastronomía y belleza, cuando de pronto llegan las noticias de que había varios Oficiales de la Fuerza Armada que estaban en la plaza de Altamira protestando. Entre ellos, algunos eran esposos de la mitad de las señoras que se encontraban en mi sala, la otra mitad, entre otros, eran las esposas de los edecanes del presidente del país

Ver aquel panorama era doloroso, los rostros confundidos, mi sala se dividió a la mitad, mis amigas y clientes entre lágrimas, angustias e incertidumbre, un grupo salió a la terraza y el otro se quedó en la sala de la casa. Fue una sensación extraña, lo que yo conocía, como la gran familia militar, se fracturaba, se desplomaba en un instante.

Logro...

En 2003, inauguración de mi Spa y peluquería, justo ese día explota el paro petrolero, todo había colapsado.

En 2004, llega a mi peluquería una de las animadoras de un programa matutino que estaba en los primeros lugares de audiencia, le gustó tanto mi trabajo y atención que me propuso ser su estilista personal, y además me presentaría cada semana o cada 10 días para mostrar y hablar de las tendencias del cabello y maquillaje en el programa de TV.

En el año 2007 viajo junto a mi esposo a algunos países de Europa y África, donde pudimos visitar Egipto. Al llegar al Cairo junto a mi esposo, vivimos experiencias inolvidables, ese año él terminaba su posgrado de telemática y telecomunicaciones en la Universidad Politécnica de Madrid. Aunque tuve varias propuestas para quedarme, echaba de menos mi tierra, y en mi viaje a París no podía contener las lágrimas, me dolía el alma y no sabía el por qué, así que rechazo las ofertas y regreso a mi amada Venezuela

Propósito....

En 2007 al 2008 viajé a la India y en el aeropuerto en Maiquetía Venezuela, se me presenta una situación incómoda, soy abordada y rodeada por los agentes de seguridad del aeropuerto, colocándome un chaleco y llevada al hangar donde estaba mi equipaje. En el camino con tono un poco hostil me iban interrogando, hasta que me dicen que llevo una sustancia extraña, yo pregunté:

- ¿Una sustancia extraña?

Inmediatamente les dije que yo viajaba con una maleta de agua; estos se sorprendieron y preguntaron:

- ¿Agua? ¿pero quién viaja con una maleta de agua?

Al llegar al sitio donde se encontraba el equipaje, los funcionarios pudieron corroborar lo que yo les decía, y debido a aquel incidente el avión de Air France, despegó con más de 20 minutos de retraso. Al llegar al aeropuerto Charles De Gaulle de París, cerca de las 6:00 am, tengo otro incidente, pero esta vez, devuelven mis maletas y no me permiten abordar el avión que iba rumbo a la India, ya que en mi pasaporte y en el de la joven traductora que me acompañaba, no estaba estampada la visa para llegar a Chennai, así que me explicaron, que tenía dos opciones, regresar a Venezuela o dirigirme al Consulado de India en París para solicitar visas y continuar mi viaje.

Llegamos al amanecer del domingo, tenía que hospedarme en París y esperar hasta el día lunes. Llamé a mi esposo para ponerlo al tanto de la situación y él me dijo que iría al consulado de la India a primera hora del lunes, que mientras tanto hiciera mis tramites en París, para continuar mi viaje y así lo hice.

El día lunes, después de ser timada por un taxista y cuando por fin encuentro el consulado de India,

Brenda, la joven traductora, se comunicó en inglés con los funcionarios del consulado, donde le orientaron en cuanto al llenado de las planillas y el monto a pagar, en ese instante, se me ocurre preguntar:

- ¿En cuántas horas me estamparían la visa?

 El funcionario respondió:

-Podría tardar meses.

A lo que pregunté:

- ¿Cuánto tardan ustedes en enviar nuestra solicitud al consulado indio en mi país?

Respondieron:

- Al final de la tarde enviamos las solicitudes a los diferentes países-.

Yo le dije:

- Okey, o sea, si en mi país le responden en este momento, ¿Me darían la visa hoy día o más tardar mañana, por el cambio de horario?

El sujeto me miró y riendo volteó a ver a su compañero comentaron algo en su idioma, para luego responder en inglés:

- Eso nunca ha ocurrido, mientras continuaban riendo.

Entonces yo también me reí, tuve la sensación de que se burlaban, le pedí a Brenda llenar los formularios, le di el dinero para que pagara las visas y
nos quedamos esperando a que desde nuestro país respondieran.

El empresario con el que estaba negociando en la India, la compra-venta de Cabello Remi, y quien representaba la empresa Hindustan, se comunicó varias veces a la embajada en Paris, pero fue inútil, le respondieron que solo desde mi país, tenían la potestad de aprobar o negar dicha solicitud, por lo que estos daban por sentado que no podría llegar a Chennai.

Fue una sorpresa tan impactante para aquellos funcionarios, que después de haber tenido esa actitud, sus rostros palidecían, al ver que la respuesta desde el

Consulado Indio en Venezuela llegó de forma inmediata con la aprobación de nuestras visas.

Conmoción…

El momento fue tan sorpresivo para este funcionario, que a muy pocos minutos antes del cierre automático de la bóveda, él la cerró inconscientemente y sin poder hacer nada, ya que una vez cerrada, no puede abrirse hasta el siguiente día. Lo que me obligó a permanecer una noche más en París.

Inmediatamente me llamó una mujer que estaba al mando en ese momento; se disculpó por el trato que me habían dado sus compañeros y en inglés, dijo lo siguiente a mi traductora:

- Ud. debe ser una persona muy influyente en su país, ya que, en mis años de servicio, jamás había visto una respuesta tan inmediata.

Mencionó:

-Por lo general las personas llegan molestas y gritando para que solucionen sus asuntos, pero desde que usted llegó, y a pesar de su situación, pagando multas por el cambio constante de sus boletos, ha conservado una buena actitud y una gran sonrisa.

Al día siguiente nos apersonamos en el consulado a primeras horas de la mañana, para el estampado de las visas. Me atendió la persona a cargo del consulado y me entregó su tarjeta personal con una dirección y un número de teléfono, diciéndome que, si iba a Nueva Delhi, pasara por esa dirección, que allí me recibirían con atenciones.

Inmediatamente salimos al aeropuerto Charles de Gaulle, era el tercer vuelo que perdía. De nuevo tuve que cambiar los pasajes, tomamos un avión de Emiratos con destino a la India, donde disfruté del confort, la buena comida y de las atenciones de esa línea aérea. Esta vez debía hacer una escala en Dubái antes de llegar a Chennai, al sur de India.

Llegamos en horas de la madrugada al aeropuerto de Dubái, el personal de seguridad me pasó a una habitación donde debí quitarme la ropa, ya que algo estaba sonando y no se sabía que era. Al final migración me dejó entrar, permanecimos algunas horas y pude admirar un poco de su ostentosa belleza.

Satisfacción…

Al llegar a Chennai se perdieron las maletas, estaba exhausta con todo lo ocurrido durante el viaje, pero a la vez relajada, la joven traductora que me acompañaba se iba acercar al módulo de reclamo. Había tanta gente discutiendo, el ambiente estaba tan acalorado, que le dije a Brenda que se sentara a descansar mientras se desocupaba el módulo para hacer nuestro reclamo.

Nos sentamos en el borde de lo que parecía ser una jardinera a esperar. A lo lejos visualizamos un carrito con maletas que traía un hombre, la traductora se levantó y poco a poco se iba acercando hasta que estábamos seguras de que eran nuestras maletas, ¡Las recuperamos! Aprovechamos de ir al baño para refrescarnos y retocar el maquillaje para salir del aeropuerto.

Al salir, estaba una persona de la empresa con mi nombre en un cartel esperándome para llevarnos al hotel a descansar. Al siguiente día debía reunirme con el presidente de la empresa. Estuve algunos días conociendo un poco la ciudad, probando un poco de su gastronomía, cultura y negociando.

Por el retraso de mi llegada a India debía cambiar los boletos de regreso y nos llevaron a una agencia de viajes, ya que además de cambiar la fecha, habían emitido mi pasaje en clase ejecutiva y el de la traductora en clase económica. Solicité cambiar el boleto de ella para que estuviera a mi lado, pero no fue posible, al final se logró hacer el cambio a las dos como clase económica.

De regreso a Francia debía hacer la conexión Charles de Gaulle-Maiquetía, me retienen de nuevo y no me permitieron abordar el avión con destino a Maiquetía. Me dijeron que había un error en los boletos y tenía dos opciones; una, que podía irme en un próximo vuelo, pero debía hacer varias conexiones por más de 72 horas en diferentes países hasta llegar a mi destino; o la otra, que era regresarme a París y esperar hasta el día siguiente con todos los gastos pagos.

La ejecutiva me dijo:

- Yo, en su lugar, me iría a París

Y así lo hice.

Agonía...

Aquella tarde de febrero me encontraba en mi casa, no me había dado cuenta de que estaba en el piso, pues me había caído después de recibir aquella llamada. Sentí un inmenso dolor que atravesaba mi pecho por aquella noticia, el sentimiento de la traición y la decepción me estremeció hasta el alma.

No sé cuánto tiempo transcurrió hasta que llegó mi asistente y me encontró tirada en medio de la sala con las manos fuertemente apretadas y los pantalones mojados, había perdido totalmente el control sobre mis músculos, me había orinado; ella me llamaba e intentaba levantarme, pero no tuvo éxito.

Yo no sentía mis piernas y tampoco podía hablarle, era como si hubiese perdido la voz y la movilidad de todo mi cuerpo. Fue entonces cuando de mis ojos brotaron algunas lágrimas, ella pidió ayuda y me trasladaron a la emergencia de un hospital; lo primero que descartaron fue un infarto y los médicos no sabían con certeza lo que me había ocurrido.

Al transcurrir las horas fui recuperando el habla y la sensibilidad, pero el dolor en mi columna y piernas eran insoportables, sentía como si estuvieran desmembrando mi cuerpo. Los médicos decidieron hacerme una resonancia magnética (RM), estaban muy sorprendidos de la condición en la que se encontraba la columna y en algunos de sus informes destacaban:

- Síndrome de compresión radicular bilateral.
- Desplazamiento anterior del cuerpo vertebral de L4 en relación a L5.
- Herniación discal del tipo extrusión transligamentaria a nivel L5 S1 condicionando Síndrome del Canal estrecho.
- Discartrosis grado IV C5 C6 condicionando Síndrome del Canal estrecho y asociado del pinzamiento del cordón medular.
- Discartrosis grado II y III C6 C7.

-    Signos de mielitis del nivel de C4 C5.
-    Discartrosis grado II D6 D7 D8 D9.
-    Discartrosis grado II L3 L4.
-    Discartrosis grado III L4 L5 y S1.
-    Cono medular a la altura de D12 L1.

Los días transcurrían y estornudar, hacer mis necesidades o respirar me causaba un intenso dolor; sentía como si me estuvieran arrancando los huesos y no había medicamento que pudiera aliviarme. ¡Era tan desesperante que por momentos deseaba morir!

Fueron varios los renombrados especialistas en columna que revisaron mi caso, todos coincidían en que la única opción que tenía era operarme. Pero algo dentro de mí decía que ¡No!

Consulté con un especialista que había tenido mucho éxito entre los deportistas élite. Aquel hombre era considerado toda una eminencia inyectando ozono entre vértebra y vértebra para hidratar los discos, y hacer que volvieran a su sitio.

Este médico al ver las imágenes de mi RM dijo que ¡No!,

- Yo no aplicaría en usted ese tratamiento, ya que son muchas las lesiones y no arriesgaría mi buena reputación por un caso perdido. Me dijo que por las tantas lesiones que tenía, él me recomendaba operarme.

- ¿Cuándo? - le pregunté. - ¿Qué posibilidad tenía de quedar bien?

Me respondió:

- Ninguna.

Salí destruida de aquel lujoso consultorio por las palabras tan duras de aquella eminencia, además porque llorar me dolía tanto como respirar. Así fue que de especialista en especialista y de eminencia en eminencia, bajo fuertes dosis de medicamentos transcurrían las semanas y en muchas ocasiones mi amiga Alida acudía a mi casa para inyectarme algunos de esos tratamientos.

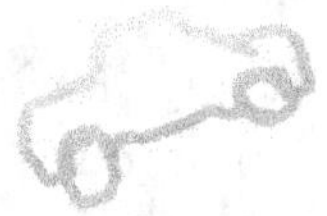

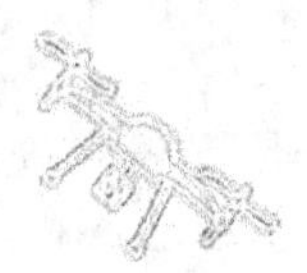

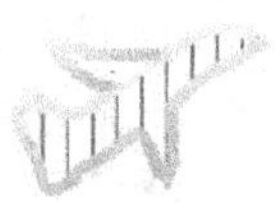

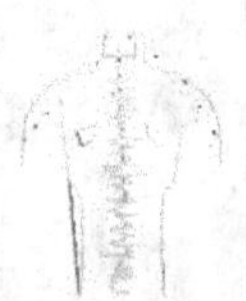

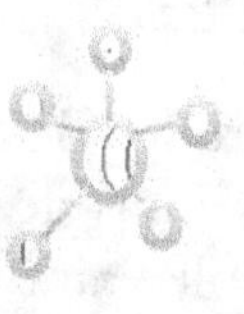

MARIANA OCHOA DIAZ

Reflexión...

Al cabo de unos días acudí con otra eminencia en una ciudad cercana a la capital, según me comentaron, aquel hombre inyectaba un cóctel de medicamentos en la columna que eran como mágicos, haciendo que el dolor desapareciera. El doctor vio las imágenes y con rostro poco esperanzador, entre otras cosas me dijo:

- Usted aún es joven, no sé qué cosa o situación causaron todas estas lesiones; lo que haya sido, no merece la pena.

- Voy a inyectarle algunos medicamentos, sí pasadas un par de horas el dolor no cede, no vuelva; no podré hacer más nada por usted.

Pero las palabras de este médico movieron algo dentro de mí, que me hizo recordar a Dios, y sentí arrepentimiento por desear la muerte. Así que pedí perdón a Dios, oré y le supliqué, que pusiera en mi camino a la o las personas adecuadas para mi pronta y total recuperación.

Esperanza...

Un día visité a un joven médico poco o nada reconocido, al observar la RM y después de unos largos e interminables minutos de silencio me dijo:

- ¡Todo médico que la vea va a sugerir la intervención quirúrgica, la tecnología en la ciencia ha avanzado mucho, pero si usted decide operarse, suponiendo de que todo salga bien, ¡Usted nunca más volverá anudar los cordones de sus zapatos!

- ¡Le recomiendo que primero agoten todos los recursos!

- Muy cerca de su residencia, está lo que yo considero el mejor gimnasio de rehabilitación.

- Y con fuertes dosis de medicamentos quizás, usted pueda tolerar el dolor.

- Si al pasar un tiempo prudente, usted no mejora su condición, entonces irremediablemente tome la última opción, el quirófano.

Después de varias semanas de agonía, por primera vez sentí esperanza, y contra todo diagnóstico anterior, me aferré a esta recomendación; así fue como inicié mi rehabilitación en el gimnasio que me recomendaba el médico.

La primera semana, el fisioterapeuta que amablemente me atendía, solo me colocaba compresas calientes y terapia de electricidad, ya que intentó practicarme varios ejercicios, pero el dolor lo hacía intolerable. Lo mismo ocurrió al llevarme hasta la piscina donde el siguiente fisioterapeuta, quien se apellidaba como Rubio, intentó hacerme algunos estiramientos y no lo toleraba por el intenso dolor.

El fisioterapeuta, decidió ejercitarme dentro de la piscina sobre una plataforma, donde había varios aparatos dentro del agua, incluyendo una bicicleta, me ayudó junto a su asistente a sumergirme dentro de ella y por primera vez y después de tanto tiempo, sentí un poco de alivio.

Esta rutina continuó por varias semanas, donde cada día los dos fisioterapeutas incorporaban más técnicas de ejercicios, con los cuales cada día lograba recuperar la movilidad de mi cuerpo. Durante las primeras semanas en la piscina, vi pacientes de diferentes edades, comprendidas entre 19 y 70 años, con todo tipo de cicatrices que me impactaban.

En los días siguientes, comencé a preguntarle a cada uno lo que le había ocurrido y como había sido su experiencia antes, durante y después de su operación. Algunos casos me sorprendieron más que otros, pero todos al final coincidían en lo mismo, todos dependían de altas dosis de medicamentos para el dolor, inflamación, etcétera.

Ninguno había podido cargar nada que superara a un kilo de peso distribuido en ambas manos, todos tenían que hacer regularmente terapia y dependían de una persona para ayudarlos en su vida diaria. Ante aquel panorama concluí que ¡Estaban todos jodidos! porque a pesar de la operación, todos eran discapacitados. Una vez que entraba en la piscina no quería salir, esta era la mejor parte, eran las horas donde bajaba un poco el nivel del dolor, éste se reducía considerablemente.

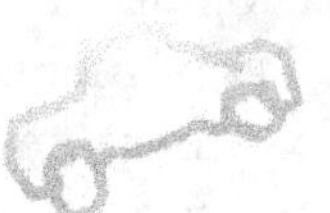

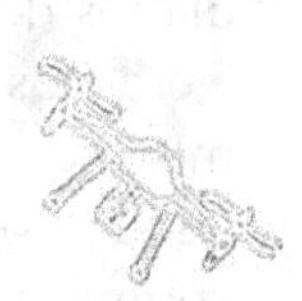

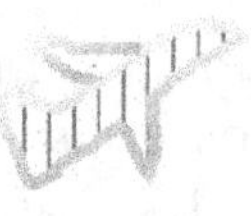

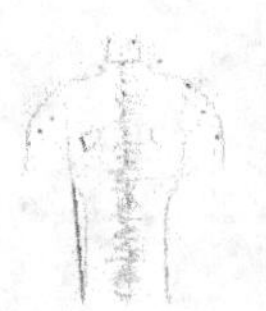

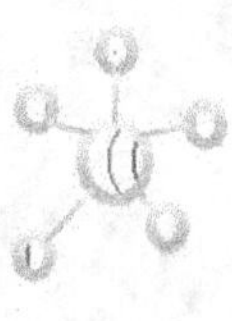

MARIANA OCHOA DIAZ

Células Madre...

Después de varias semanas de tratamiento, recordé a una cliente que años atrás, llegó a la estética y en ese momento me comentó como se había recuperado de un terrible accidente que tuvo en un barco, donde había tenido múltiples fracturas en las dos piernas. Ella había estado en silla de ruedas, y con un tratamiento en la cámara hiperbárica y con células madre, la Sra. había recuperado por completo su movilidad y había logrado recuperar su vida con normalidad.

En esa oportunidad, 4 años atrás, ella me había puesto en contacto con el médico. Recordé también que ese médico le había inyectado células madres en las rodillas a mi mamá, porque había perdido todo el cartílago y las dolencias en las mismas no le permitían caminar bien. Luego de este tratamiento y al cabo de 6 meses, mi madre había recuperado la movilidad completa de sus rodillas y nunca más volvieron a inflamarse.

Al día siguiente, luego de las terapias, acudí a su consultorio y este, como todos los médicos anteriores que habían revisado mi caso, se sorprendió y me preguntó:

- ¿Qué accidente le ocurrió a Ud.?

Durante algunos minutos observó y analizó la RM para decidir en qué o con cuáles vértebras iniciaría el tratamiento.

Me miró y explicó cómo sería el procedimiento, me indicó dónde me inyectaría las células madres y las dosis que me pondría. Recuerdo que su asistente me preparó para el procedimiento; posteriormente el doctor procedió a extraerme sangre del esternón, la sensación para mí, literalmente era como si me estuviera extrayendo el alma con esa jeringa.

Al sacarme sangre, la colocó en un aparato, donde hizo el proceso de separación para obtener las células madres, me las mostró y procedió a inyectarlas primero entre las vértebras y los discos más afectados.

En pocos meses, el fisioterapeuta del gimnasio fue incrementando y alternando con calor, corriente, algunos ejercicios y estiramientos, que al principio eran insoportables para mí, pero ya los podía realizar.

Rubio, quien era el fisiatra que me rehabilitaba en la piscina, al cabo de pocas semanas agregó una rutina de ejercicio para complementar el fortalecimiento en mis piernas y músculos en general, como parte de la terapia.

Experiencias Personales ¿Como lo hice?

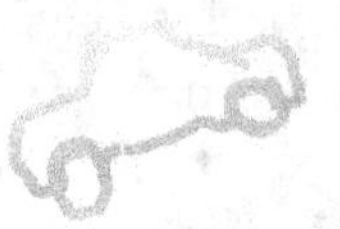

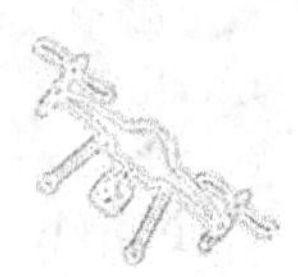

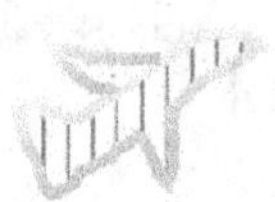

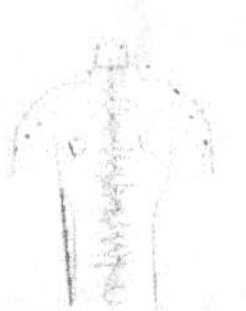

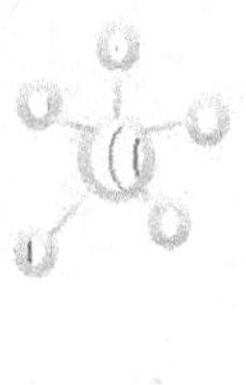

MARIANA OCHOA DIAZ

Sanación…

En definitiva, mis rutinas en la piscina con Rubio comenzaban a las 8 de la mañana hasta las 12 del mediodía de martes a viernes. Todos los días, durante una hora en el gimnasio de rehabilitación.

Nataly, entrenadora personal complementaba el fortalecimiento de mis músculos dos veces a la semana. Asimismo, cada viernes acudía al consultorio del Dr. Adolfo para colocarme células madres.

Fueron varias las sesiones con las células madres hasta completar en todas las lesiones, así fue como complementé mi terapia, y en un año me había recuperado por completo.

Tanto así, que el fisioterapeuta de apellido Rubio me animó y participé en mi primer maratón de 10k de Gatorade en la ciudad de Caracas. Fue emocionante, grandioso, sin dolor, sin más medicamentos, sin cirugías ¡He Recuperado mi vida!

Amada Venezuela…

2012- 2013- 2014- 2015… experiencias intensas de toda índole.

2016 brusca salida de mi amada, junto a mi esposo y mi hijo menor con destino a Ecuador.

Algunos me preguntaban porque no regresé a España, si en Madrid me llegué a sentir como en casa y controlaba mejor el dolor por la lejanía de mi tierra. La razón, luego lo explicaré y es que íbamos con la idea de solo estar unas pocas semanas, pero al pasar los días, el dolor y el llanto por estar lejos de Venezuela me asfixiaban.

Abril de 2017 regreso a Venezuela, mi amada, todos pensaron que te abandonaría, pero ahí estaba yo. Sin embargo, fracasaron los intentos, y he confirmado que la mal llamada oposición venezolana, es uno de tus peores enemigos. Dos meses más tarde vuelvo a Ecuador agotada, con gran dolor, y un sabor amargo que me agobiaba.

Febrero de 2019, emocionada por verte de nuevo, mi hermosa, mi bella y amada Venezuela; pero el caos se había apoderado totalmente de ti, no podía contener mi llanto al ver aquel panorama, todo parecía gris. Mientras caminaba entre la gente me horrorizaba al ver aquellos tan jóvenes rostros, de niños pálidos casi desnutridos. Me sentí impotente ante aquello que veía, me faltaba el aire y tenía un nudo en la garganta; el dolor me atravesaba el pecho, tomé aire por la boca para no desvanecerme, pero no podía calmar el dolor que aquello me causaba.

Un día mientras visitaba el servicio de odontología en la ciudad de Maracay se fue la luz y tuve un accidente, no había médicos especialistas en las clínicas, y no había seguro que cubriera los costos debido a la inflación, así que por motivos de salud y mi situación migratoria, regresé a Ecuador los primeros días de mayo.

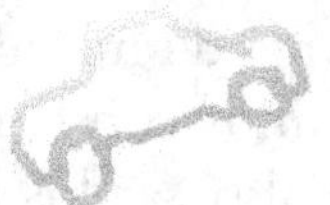

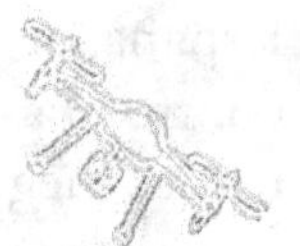

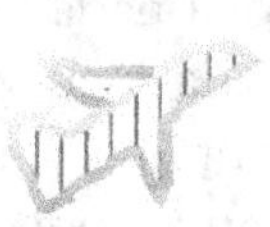

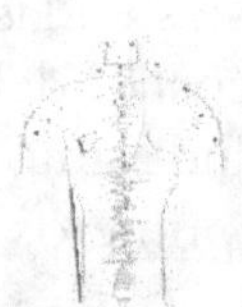

MARIANA OCHOA DIAZ

Una Voz...

Junio de 2019, ya en Ecuador, intentamos vender algunas de nuestras pertenencias, devolvimos la casa que teníamos en arriendo, donde vivía con mi familia, nos recibe Lady, excelente persona y amiga de mi hija mayor. Estaríamos en su casa por el tiempo necesario, y mientras, reuniéramos la mayor cantidad de dinero con la venta de algunas de nuestras cosas para continuar el camino hasta Chile, donde cubriríamos nuestras necesidades básicas con ese dinero, por algún tiempo.

13 de junio de 2019, más o menos a las 19 horas, estábamos visitando a la hermana Bachita, miembro de la iglesia que frecuentábamos. Dejamos con ella algunas de nuestras pertenencias que teníamos que vender, y otras que yo, en lo más íntimo de mi ser, quería conservar.

Tomamos el trole para regresar a la casa de Lady, donde nos estábamos quedando. Yo me quedé de pie revisando mi teléfono, mis hijos se sentaron y de pronto escucho un susurro en mi oído derecho; yo no le hacía caso a eso porque estaba entretenida, respondiendo algunos mensajes y seguí escuchando el murmullo. Por un momento pensé que eran unos jóvenes que se encontraban a mi lado que estaban molestando, y me cambié de lugar, seguí escuchando los murmullos más fuertes, hasta que escuché claramente cuando una voz dijo:

- Toma a tus hijos, sal de inmediato de Ecuador.

Me sorprendí y comencé a mirar de dónde venía esa voz. Fue entonces cuando preste atención, parecía que alguien me estaba hablando al oído, toqué mi oreja porque sentía un hormigueo en ella, y me percaté que estaba más caliente de lo normal.

Pensé en que aun teníamos muchas cosas por vender, y no había obtenido el dinero que habíamos calculado. Pero la voz parecía escuchar mis pensamientos y respondía, seguía insistiendo; me sorprendí aún más cuando entre los murmullos de la voz escuché claramente ¡Déjalo todo y toma a tus hijos! Me acerqué a mis hijos y les dije:

- Nos vamos ya a Chile.

Sorprendidos con los ojos exaltados y sin poner reparo preguntaron:

- ¿Nos vamos ahora? okey

Llegamos a rehacer nuestras maletas porque debíamos viajar lo más ligero posible, ya que no teníamos una fecha específica para el viaje planificado. Así que las maletas y parte de nuestras pertenencias las dejamos en casa de estas dos buenas amigas y viajamos solo con 2 bolsos. Uno de ellos con cobijas para el camino, el otro con pocas pertenencias de los tres, y una pequeña maleta de mano que contenía la computadora, y algunos documentos.

Despidiéndonos de Lady a eso de las 22 horas tomamos un taxi hasta el terminal de Carcelén, donde un Bus nos llevaría a la ciudad de Guayaquil y luego tomamos otro autobús hasta un pueblo fronterizo llamado Huaquillas.

A las 7am tomamos un taxi hasta la frontera donde se encontraba migración Ecuador-Perú, allí nos encontramos un caos total, largas filas y personas desesperadas. La frontera colapsó, no había transporte hacia la ciudad de Lima-Perú, ya que habían anunciado el cierre de la frontera.

Terminamos de sellar la entrada a Perú a las 22 horas aproximadamente; el cierre estaba programado a medianoche y aún a esa hora continuaban llegando personas desesperadas, ya que muchos tenían como destino Chile.

Experiencias Personales ¿Como lo hice?

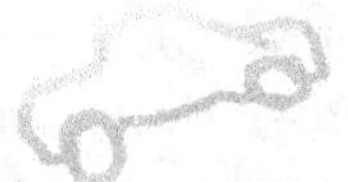

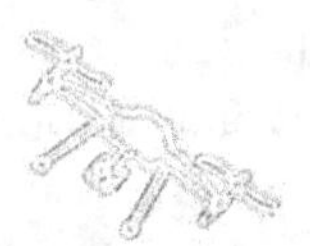

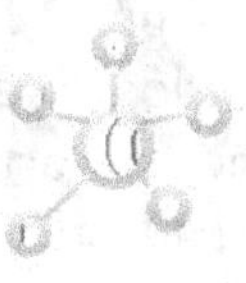

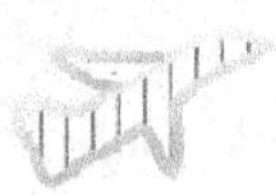

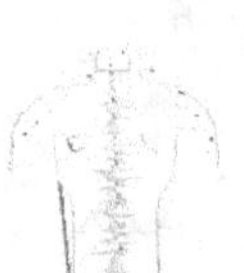

MARIANA OCHOA DIAZ

Ángeles...

Una vez que nos sellaron los pasaportes, venía la otra situación, y era que no había transporte hacia Lima. Todos decían que había colapsado y los autobuses que habían habilitado también estaban copados, además nos comentaron que el pueblo fronterizo en Perú era muy peligroso para ir a esa hora de la noche a buscar alojamiento.

Cansados por la situación, y en vista que era más seguro permanecer dentro de los predios de migración, nos tumbamos cansados sobre los bolsos, oraba a Dios mientras contemplaba el hermoso cielo, donde las estrellas parecían que se podían tocar con las manos. Le pedía a Dios que enviara ángeles, que nos llevara con bien y que guiara nuestro camino. De forma inesperada, a las 3am aproximadamente, apareció un hombre que decía con voz muy baja:

- Lima, Lima, autobús a Lima.

Le pregunté: -¿Lima? ¿Cómo es que tiene pasajes a Lima si nos han dicho que todo estaba colapsado? A lo que me respondió:

- ¿Cuántos son ustedes?

Yo le respondí:

- Tres.

Entonces me dijo:

- Yo le conseguiré los pasajes, y le prometo que, si no logro montarlos en el autobús, los traigo de regreso y no tienen que pagarme nada, me pagan una vez montados en el autobús-.

Debo confesar que iba algo asustada en todo el camino, ya que no se podía apreciar el cielo estrellado. Iba orando, aquel hombre nos llevó a una casa vieja que funcionaba como terminal, la cual estaba llena de gente discutiendo y gritando porque no había pasajes.

En el patio se podía ver un autobús registrando a los pasajeros y las maletas. Al entrar a la casa estaba tan llena, que el hombre me hizo camino para poder llegar al mostrador. Cuando llegamos la mujer que nos atendió dijo que ya estaba todo vendido.

De repente se acercó otro hombre y le dijo a esa dama que faltaban 4 pasajeros que no habían llegado. - Parece que se han quedado dormidos- dijo el hombre. No podemos esperarlos, ya que tenemos que salir inmediatamente, entonces el caballero que nos aseguró montarnos en el bus, al escuchar esto, de inmediato le dijo a la mujer:

- Esos son los pasajes de ellos. (refiriéndose a nosotros)

Y así fue, pagamos los tres pasajes, el hombre nos llevó junto con nuestro equipaje al autobús, y le pagué en la puerta. Ni se imaginan lo agradecida que estuve.

Reencuentros...

Al llegar al terminal de Lima encontramos unas duchas donde nos aseamos. También pudimos reencontrarnos y conversar unas horas con mi cuñada y suegra a las que no veíamos desde hacía algunos años para luego continuar nuestro viaje hasta Santiago de Chile, donde después de tres meses, mis hijos y yo nos reencontramos con mi esposo, ya que él viajó antes para establecerse y recibirnos. Mis hijos y yo vivimos por más de un año en San Pedro de la Paz, un pequeño pueblo ubicado al sur de Chile.

Cambios...

Los medios de comunicación a nivel mundial, ya anunciaban una pandemia, y el Gobierno de Chile en marzo del 2020, anuncia estado de catástrofe. Durante las primeras semanas de la pandemia, encerrada, sin empleo y aumentando mi peso corporal, me llegan ideas de reinventarme, comencé a estudiar e investigar todo tipo de tema por internet.

Algunas personas de mi entorno me preguntan de dónde me surgió el interés repentino por las aeronaves no tripuladas, y de cómo me certifiqué como piloto por la Dirección General de Aviación Civil. Quizás en otro momento te hable detalladamente del ¿por qué? y del ¿cómo? llegué hasta aquí.

En octubre de 2020 decidimos mudarnos de ciudad, donde pudiese tener más oportunidades para educarme en torno a estos aparatos. El 1 de noviembre de 2020 nos mudamos a Santiago de Chile

Covid-19…

A finales de marzo del 2021 mi hija mayor se sintió un poco agripada, dos días más tarde mi esposo, mi hijo menor y yo, también nos sentíamos mal. El 30 de marzo fuimos diagnosticados positivos de covid-19. Mi hija mayor, aunque estuvo dos días hospitalizada se recuperó rápido y mi menor hijo tuvo síntomas de una gripe leve.

Mi esposo se descompensó rápido, porque además de todos los síntomas generales, tuvo diarrea y saturación de 91%. Para ese momento lo medicaron, lo enviaron a casa, y yo presenté presión arterial baja entre 3 - 5 y mucho vómito.

Al llegar al hospital con una saturación de 90, decidieron dejarme hospitalizada. Aunque, tuve atención hospitalaria, fui atendida por buenos profesionales y por otros no tan buenos. Continuaba con vómito y no me hidrataban. Cuando me orinaba los pañales algunos me atendían, otros no prestaban atención a mis necesidades.

Las horas hospitalizadas sentí que se hacían eternas, ya no sabía cuántos días tenía allí en el área de los cuidados intensivos. De repente llegaron dos médicos con cara de malas noticias y me dicen que dado a la baja saturación tenían que intubarme. Yo me negué y uno de los médicos me replicó que yo sería la responsable si me llegara a ocurrir algo. Por segundos no pronuncie palabra alguna.

Aunque yo en mi mente me decía, que nunca había visto o sabido de algún fallecimiento o de malas prácticas, donde los médicos se hicieran responsables. ¡No sabía cuánto tiempo tenía allí! ¡tampoco si era de día o era de noche! era una habitación grande, fría y sin ventanas; me encontraba sola.

Comenzó a faltarme el aire y los monitores que tenía conectados emitían una alarma, sentía que me estaba yendo, tuve angustia de irme sin ver a mis hijos y a mi nieto. ¡Mi vida se estaba apagando! Comencé a hablar con Dios, le decía que ¡Yo quería vivir y que aún no estaba preparada para partir! Tenía algunas promesas que cumplir

En ese momento entraron varias personas a la habitación y aunque no las veía podía escucharlas lejos, muy lejos. Ellos intentaban reanimarme, yo quedé como suspendida, éramos solo Dios y yo. Le pedía perdón por no haber apreciado más mi vida, por no haber encontrado un propósito.

¡Le pedía que me permitiera cumplir las dos promesas que había hecho!

Una de ellas a mi nieto, quería más años de vida para disfrutarlo y disfrutar a mi familia, encontrar mi propósito y ¡Vivir!

Muy lejos, apenas escuchaba una voz de una mujer que dijo:

- Hay que notificar a la familia.

El doctor intentó nuevamente reanimarme y me llamaba.

La enfermera dijo:

- Pero ya no tiene signos vitales.

Segunda Oportunidad...

El doctor parecía obviar lo que la enfermera le decía, el siguió reanimándome, mientras me decía:

¡Mariana, Mariana regresa, regresa tu familia te está esperando!

Creo que era un ángel en forma de médico.

¡Dios me escuchó y me permitió regresar!

Continuaba con una baja saturación, pero me sentí agradecida al ver de nuevo los ojos del joven médico, el insistía en que yo regresara. Aún fatigada y débil, estaba viva y cada día me recuperaba más.

Las horas en el hospital se hacían muy largas, hasta que gracias a Dios estaba estable. Los días siguientes decidieron trasladarme a cuidados intermedios, en una sala con otras personas. En la habitación había una ventana donde podía ver y apreciar como salía el sol y como atardecía, en silencio agradecía a Dios que podía contemplar aquello.

Desconsuelo...

Ya tenía 8 días hospitalizada cuando me pude comunicar con mi hija a través del celular de servicio médico. Me dan la noticia de que mi esposo, ha sido ingresado al mismo hospital. Al preguntarle a la doctora y pedirle que yo quería saber cómo estaba mi esposo, ella me respondió que él había llegado cerca de la medianoche con una saturación de 48% de oxígeno en la sangre.

Él había sido intubado y trasladado a otro hospital. Se bajó de nuevo mi presión arterial y también la saturación, primero entré en estado de negación, le decía que se habían equivocado, que dónde tenían a mi esposo. Mis gritos creo que se escucharon en todo el piso; la doctora dijo que tenía que calmarme porque no podría darme el alta para regresar con mi familia a descansar y seguir recuperándome.

Me quedé en total silencio y me decía a mí misma que se habían equivocado, que no me estaban hablando de mi esposo. Antes de agravarnos los dos, habíamos decidido que no permitiríamos la intubación, por razones personales. Luego cada hora entraba a la habitación alguna enfermera para ver cómo evolucionaba.

Al día siguiente le pedí al médico de guardia que me permitiera regresar a casa con mis hijos. Estaba desesperada por la situación, hasta que en la noche del sábado me trasladaron en una ambulancia a la casa donde vivía con mi familia.

Al recibirme mis hijos, me confirmaron que mi esposo realmente estaba hospitalizado y prácticamente no sabían nada de él.

Durante algunos días estuve en una crisis de llanto, angustia, desesperación y dolor. Mi hija mayor fue principalmente mi fortaleza.

Ella siempre me decía que su papá estaba bien y que confiara en Dios. Aseguraba que él se iba a recuperar, que se iba a levantar, qué iba a regresar con nosotros. Sin embargo, yo caí en una especie de depresión.

Durante los días siguientes no podía dormir, no lograba conciliar el sueño. En el hospital dónde se encontraba mi esposo no aceptaban visitas debido a las medidas de hermeticidad ocasionadas por el Covid-19, por lo tanto, era imposible poder verlo, y el reporte médico lo daban en horas de la noche. Era desesperante, no había una hora fija para saber sobre la salud de mi esposo, podría ser a las 4 de la tarde o pasada la medianoche.

Súplicas…

Pasado los 4 días, logré levantarme y tomé las fuerzas necesarias para conducir el auto y acudir con mi hija al hospital, dónde se encontraba recluido mi esposo. Al llegar al hospital no me permitían verlo, me dijeron que efectivamente se encontraba allí; pero no podía verlo.

Solicitamos una entrevista con la trabajadora social, para que me permitiera ver a mi esposo, pero esta me dijo que no era viable la visita, debido a la situación sanitaria, ya que era una orden emitida por el Ministerio de Salud.

Era imposible entrar a la UCI, según ella, la única manera que permitían ver a un paciente, era para que los familiares se despidieran, cuando ya el paciente iba a fallecer.

Yo estaba en una crisis, casi que no paraba de llorar, mis hijos y Dios fueron la fortaleza hasta que un día lloré y lloré y lloré tanto y le pedí a Dios que le diera una nueva oportunidad a mi esposo para que pudiera regresar con nosotros.

Un día, recibimos una llamada del hospital para autorizar la entrada de un sacerdote a la UCI, al cubículo dónde se encontraba él. Yo quedé impactada, en ese momento me encontraba con mi hija, y ella tuvo el tino de decirle a la persona que nos había llamado lo siguiente:

- ¿Por qué entraría ese sacerdote si no nos permitían entrar a nosotros?

- ¿Podrían cambiar la entrada del sacerdote por la de nosotros para poder ver a nuestro familiar?

El técnico conversó con la doctora, y efectivamente ese día nos autorizaron la entrada a la UCI; ella preguntó:

- ¿Cuántas personas van a entrar?

Le dijimos:

- Somos tres, mis dos hijos y yo

Mi hijo menor se quedó impactado y no dijo nada.

Yo estaba feliz, porque Dios había escuchado mis súplicas y me habían permitido ir a ver a mi esposo. Había olvidado lo que siempre decía la trabajadora social: "Solamente permitían entrar en la UCI para despedirse de los pacientes que ya iban a desconectar y que ya iban a fallecer."

Pero mi hijo si recordaba esas palabras, se quedó totalmente paralizado, se negó a ver a su papá en esas circunstancias. Yo fui con mi hija, al llegar nos colocaron unas batas especiales, máscaras, que era un casco completo y guantes para poder entrar a la UCI Covid-19. Lo miramos, lo vimos, pudimos tocarlo, verlo y allí fue cuando me convencí, de que si era mi esposo. Yo suplicaba a Dios por su vida, ¡Que le diera a él también una nueva oportunidad! y encontrar y ejecutar nuestros proyectos de vida.

Por las buenas y no tan buenas experiencias que había vivido en mi hospitalización, con enfermeras y personal médico en una UCI, tenía el temor de que no le estuvieran dando el tratamiento, los cuidados adecuados y oportunos. Dentro de mis súplicas, le pedí a Dios que le enviara Ángeles que lo ayudarán a sanar pronto, ya que todos y cada uno de los días que estuvo hospitalizado, el reporte médico era más aterrador.

Llegó un momento en el que, sin darme cuenta, yo me arrancaba los cabellos. La angustia cuando llegaba a las 6 de la tarde crecía, esperando la tan ansiada llamada del reporte médico. Fueron muchas las oraciones y súplicas por parte de familiares, amigos y algunos desconocidos, agradezco profundamente el que se unieran en oración por la salud y total recuperación de mi esposo.

Milagro...

Pasaron dos meses y medio y mi esposo despertó, ya los médicos me habían advertido que probablemente no caminaría, que quizás toda su vida estaría con la traqueotomía, o que probablemente había tenido daños cerebrales.

Doy gracias a Dios por muchas cosas, entre ellas el retiro de la cánula de la tráquea una semana antes de darle el alta, y aunque las primeras semanas no podía valerse por sí mismo, hoy día mi esposo habla perfectamente, camina y hasta se está preparando para el maratón de los 42K de Santiago.

Retomé las clases de aeronaves no tripulada, aprobé los exámenes. Ahora me dedico a pilotar, cubro algunos eventos sociales y realizo inspecciones técnicas, principalmente a constructoras y empresas de bienes raíces.

¿Cómo lo hice...?

¡Confiando, confiando y agradeciendo, siempre y en todo momento a Dios!

Los problemas o desafíos hay que tomarlos como parte del condimento de nuestra vida diaria. Cuando optamos por tener la capacidad y la actitud de cómo enfrentamos, solucionamos o actuamos frente a las diversos problemas y situaciones de nuestra vida, podemos fluir y avanzar en lograr aquello que queremos o anhelamos.

Por supuesto, sé que ante la pérdida de un ser querido o ante una enfermedad, nos estremecemos, nos tambaleamos o nos derrumbamos. Lo que yo he experimentado ante la pérdida de algún ser querido, es que tenemos una etapa de duelo y creemos que nada puede llenar ese vacío y en cierta forma es así, solo el tiempo puede calmar ese dolor.

Recordar los mejores momentos, las experiencias vividas con ese ser, a mí me ha ayudado muchísimo y en ocasiones, cómo ha sido la partida de mi madre, creo que no ha habido un solo día en el que no la recuerde y aunque la echo de menos, a veces siento como si aún estuviera conmigo.

Cuando he pasado por problemas de salud como alguno de ustedes en algún momento, he deseado morir, pero entendí que eso es lo más fácil. Y es que, cuando uno le habla Dios, desde el alma y con el corazón, él nos escucha, nos complace y nos bendice.

Nosotros le pedimos a Dios y él se encarga de enviarnos las personas que nos guían y nos apoyan. A estas personas son a las que yo en mi intimidad, suelo llamar Ángeles.

Tengo muchísimas cosas más que contarles, pero será en otro momento. Humildemente espero que mis anécdotas sirvan como una referencia de la perseverancia con la que he tenido que afrontar las adversidades, de la buena actitud ante la vida y en todo momento, el agradecimiento hacia Dios y nuestro prójimo.

Gracias.

MARIANA OCHOA DIAZ

Experiencias Personales ¿Como lo hice?

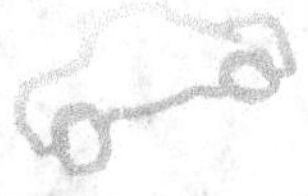

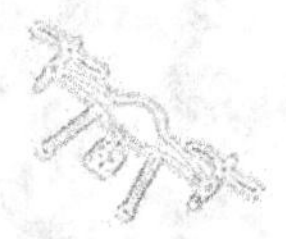

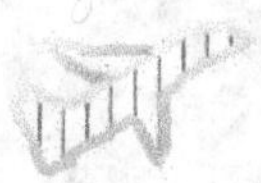

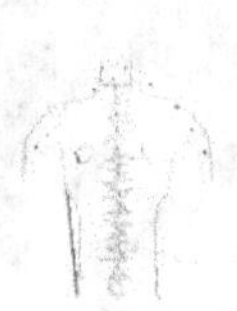

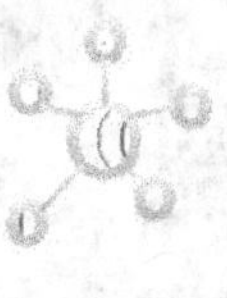

MARIANA OCHOA DIAZ

Desde hace varios años he querido contribuir de alguna manera en la creación de una escuela de artes, idiomas, deportes, ciencia y tecnología, donde también se fomentarán los valores, que son tan importantes retomar en estos tiempos. El programa está dirigido a niños de la edad preescolar hasta completar la educación media.

A lo largo de los años he visto con preocupación que a veces llegamos a la edad adulta sin encontrar aquello que verdaderamente nos satisface, considero que es necesario explorar a temprana edad, para encontrar lo que nos hace física y mentalmente felices.

Al adquirir este ejemplar estás contribuyendo para hacer realidad este sueño, ya que gran parte de los recursos recaudados serán destinados para este fin. Gracias.

Mariana Ochoa Día